Docteur J. ROQUETTE

Ancien interne des Hôpitaux

Membre de la Société Anatomo-Clinique

Ruptures
Traumatiques
de l'Urèthre

(Traitement d'Urgence)

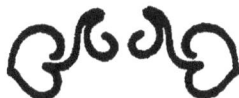

.

TOULOUSE

Ch. DIRION, LIBRAIRE-ÉDITEUR

22, rue de Metz et rue des Marchands, 23

—

1912

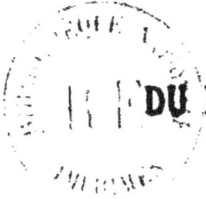

DU MÊME AUTEUR

Syphilis ulcéreuse du gland, guérie par le 606 (*Toulouse médical*, 1er septembre 1911).

Sur un cas de salpingite tuberculeuse, en collaboration avec M. J.-P. TOURNEUX, chef de clinique chirurgicale (Société anatomo-clinique, 1911).

Sur un cas d'hygroma à tendance fibro-formative, en collaboration avec M. J.-P. TOURNEUX, chef de clinique chirurgicale (Société anatomo-clinique, 1911).

Sur un cas de kyste séreux du rein, en collaboration avec M. J.-P. TOURNEUX, chef de clinique chirurgicale (Société anatomo-clinique, 1911).

Sur un cas de tumeur acromiale d'origine sous-périostée (Société anatomo-clinique, 1911).

Polype glandulaire de l'utérus (Société anatomo-clinique, 1911).

Sur un cas de perforation d'ulcère duodénal, en collaboration avec M. J.-P. TOURNEUX, chef de clinique chirurgicale (Société anatomo-clinique, 1911).

Fracture du bassin et rupture de l'urèthre, en collaboration avec M. Ch. LEFÉBVRE, interne des hôpitaux (Société anatomo-clinique, 1911).

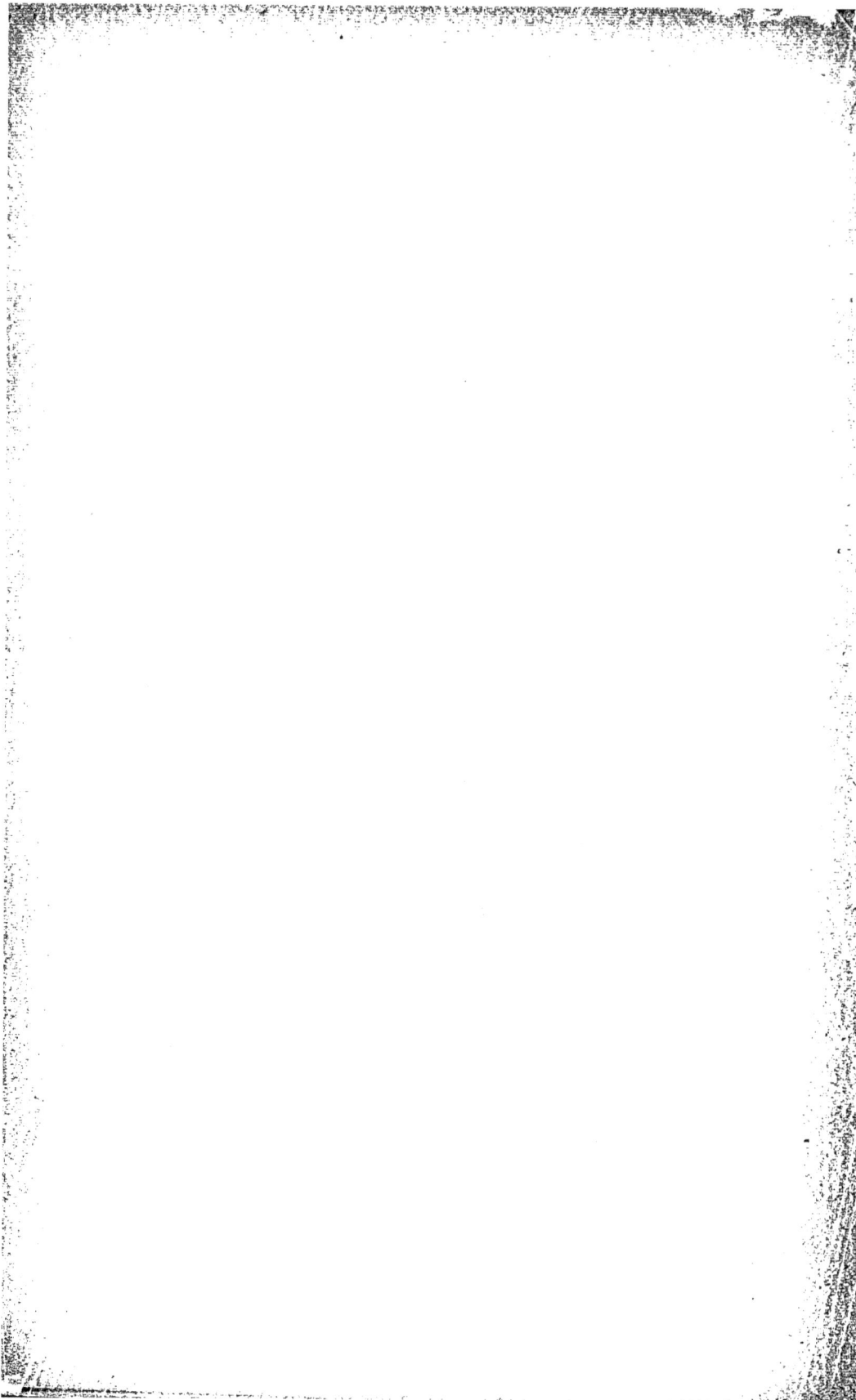

Docteur J. ROQUETTE

Ancien Interne des Hôpitaux

Membre de la Société Anatomo-Clinique

Ruptures Traumatiques de l'Urèthre

(Traitement d'Urgence)

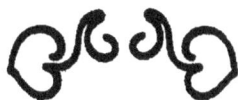

TOULOUSE

CH. DIRION, LIBRAIRE-ÉDITEUR

22, rue de Metz et rue des Marchands, 33

—

1912

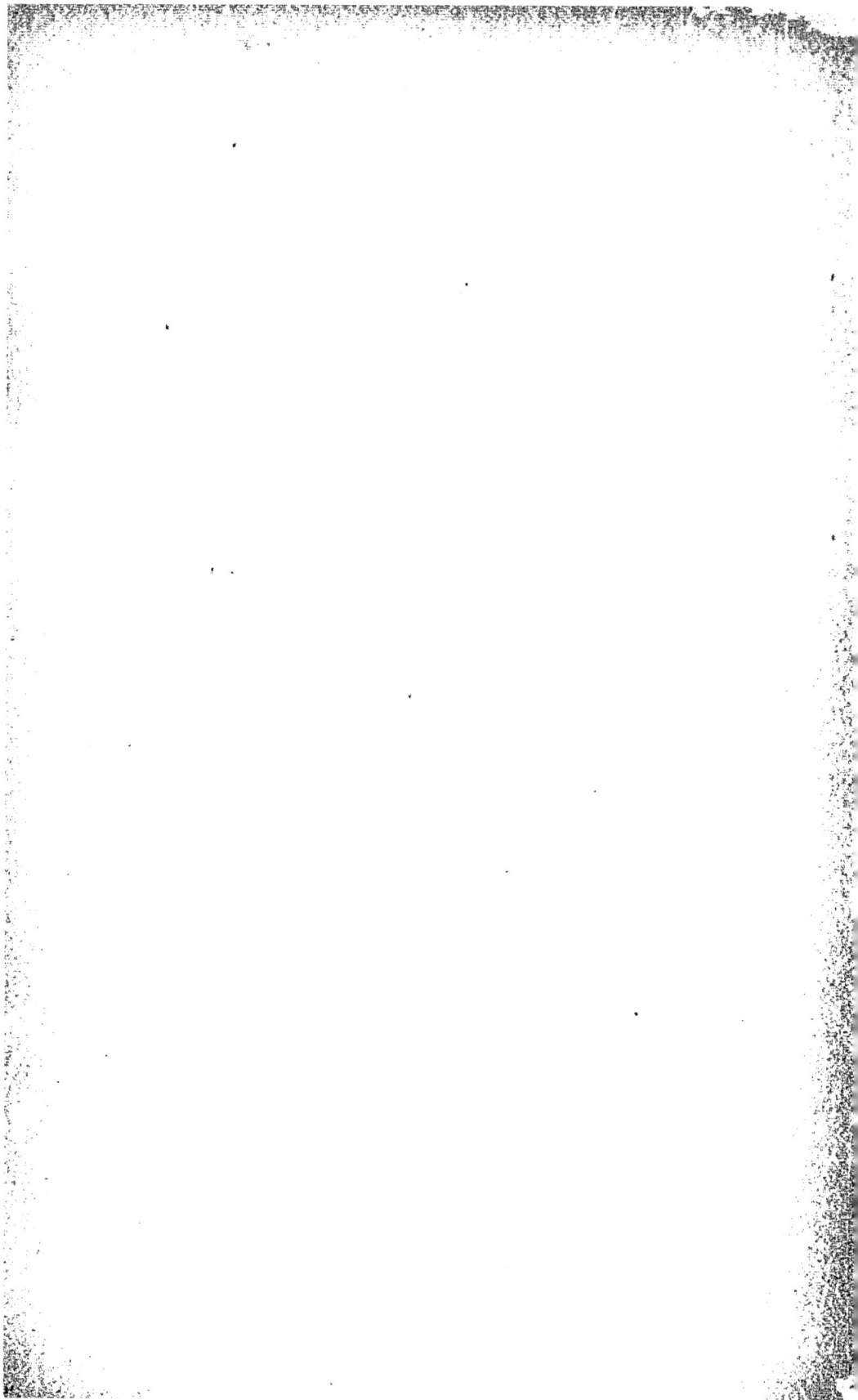

INTRODUCTION

A l'heure actuelle, les tentatives de cathétérisme paraissent à peu près bannies du traitement des ruptures traumatiques graves de
l'urèthre, les chirurgiens étant presque una-
nimes à aborder immédiatement le foyer contus
par le périnée et à le débrider de suite largement. Aussi ne voit-on plus aujourd'hui qu'ex-
ceptionnellement ces complications redoutables
si fréquentes jadis, quand régnait le dogme du
cathétérisme, et peut-on dire que les dangers
immédiats de la rupture, rétention et infiltration d'urine sont définitivement écartés.

Intervention hâtive et pratiquée d'emblée,
telle est donc la formule employée couram-
ment.

Mais une fois que l'on a incisé et débridé le
foyer contus, une fois que l'on a paré aux accidents immédiats, il faut envisager l'avenir, et

songer aux accidents tardifs toujours à redouter. Il faut donc rétablir le cours de l'urine en
obtenant une cicatrice aussi régulière que possible. De cette manière on arrivera à éviter les
infiltrations péri-uréthrales, les réactions inflammatoires et leurs processus sclérosants, en
un mot on parviendra à prévenir les rétrécissements consécutifs si fréquents il y a quelques années encore, puisqu'ils ont permis de
dire à Boeckel que toute rupture d'urèthre était
un rétrécissement en germe.

Pour arriver à un tel résultat, bien des méthodes ont été proposées, méthodes ayant cha-
cune ses partisans et ses détracteurs. C'est ainsi
que tour à tour ont été recommandées : la suture
immédiate des deux bouts de l'urèthre sectionné,
suivie de la reconstitution des plans du périnée;
l'absence de suture avec réunion secondaire et
cicatrisation des tissus sur une sonde mise à
demeure dans le canal; la suture de l'urèthre
associée à un large drainage du périnée; enfin
la fistulisation de l'urèthre à la peau du périnée
suivie d'une autoplastie ultérieure.

Peut-on faire actuellement un choix entre
ces différentes méthodes de traitement ? Ont-

elles des indications respectives ? En un mot quel peut être le traitement d'urgence des ruptures traumatiques de l'urèthre et en particulier des ruptures graves.

Tel est le point précis et limité dont nous voulons entreprendre l'étude en laissant complètement de côté le traitement des diverses complications qui accompagnent d'ordinaire les ruptures uréthrales (abcès, fistules, rétrécissements, etc.) en faisant remarquer cependant que c'est en instituant une bonne thérapeutique d'urgence que l'on arrive à prévenir toutes ces complications.

Après quelques pages consacrées à l'étude de l'historique du traitement des ruptures traumatiques du canal de l'urèthre, nous aborderons dans une série de chapitres distincts l'anatomie pathologique de ces lésions, leur traitement opératoire, et la critique des différents procédés employés. Nous terminerons enfin notre étude en relatant un certain nombre d'observations.

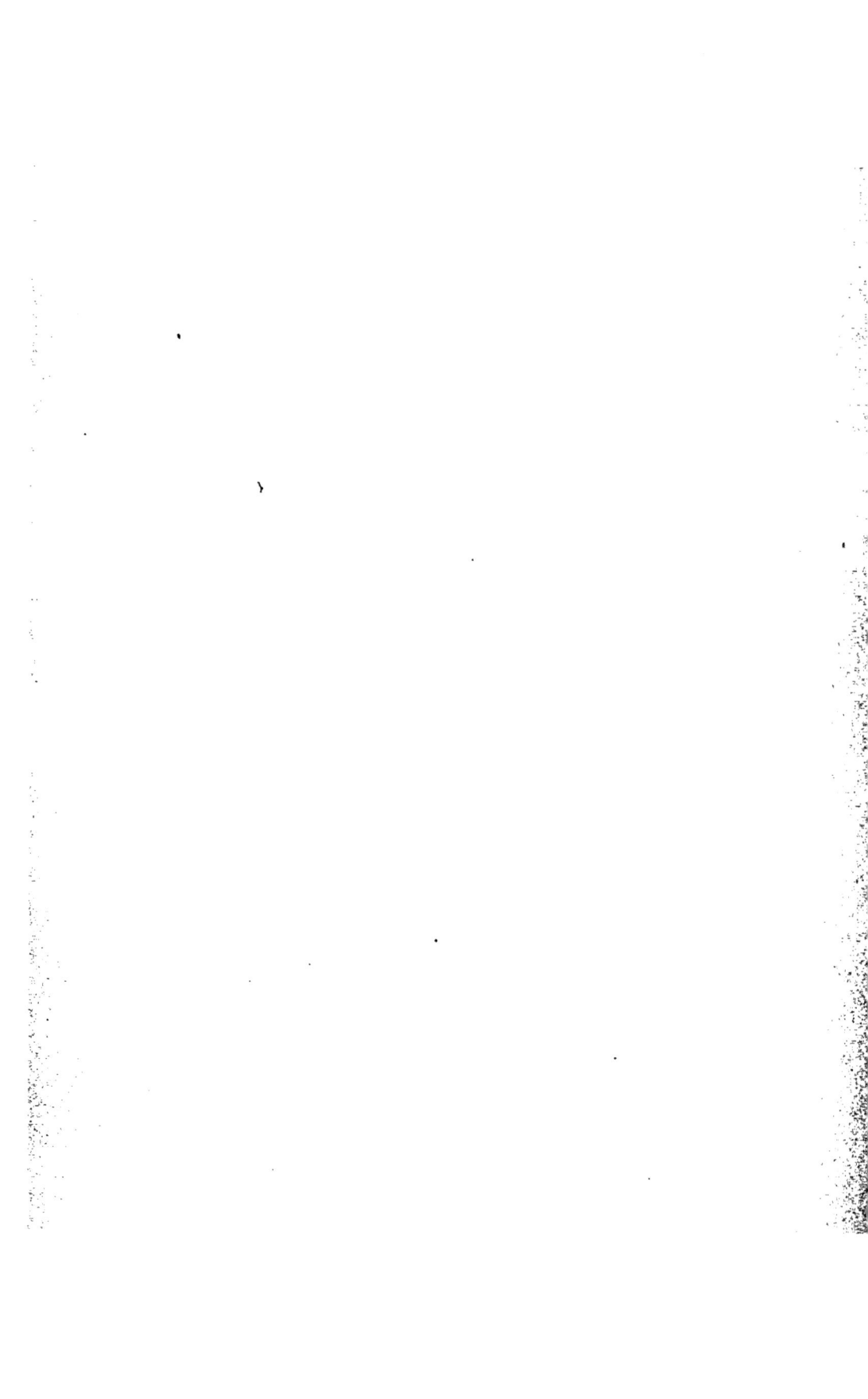

HISTORIQUE

———

Le seul traitement employé autrefois dans les ruptures de l'urèthre, était le catéthérisme; lorsqu'on ne parvenait pas par cette manœuvre à rétablir le cours de l'urine, c'est-à-dire à supprimer la rétention, on avait recours à la ponction hypogastrique de la vessie, ponction répétée plusieurs fois par jour, s'il le fallait. Si les résultats immédiats étaient assez satisfaisants, les résultats éloignés l'étaient beaucoup moins ; en sondant la vessie ou en la ponctionnant, on ne visait qu'un seul symptôme, la rétention d'urine, et on ne s'inquiétait pas de la solution de continuité de l'urèthre. On ne pouvait donc instituer ainsi un traitement préventif du rétrécissement.

Notta, de Lisieux, fut le premier en 1875 qui conseilla d'aborder d'emblée le périnée et de prévenir par une incision précoce les complications immédiates. De cette manière, la rétention d'urine était levée, et l'infiltration périnéale rendue impossible. Notta eut ainsi un certain nombre de cas heureux et présenta les résultats de ces observations à la Société de chirurgie.

L'année suivante, en 1876, à la suite du mémoire de Cras et surtout du rapport que Guyon fit sur ce mémoire à l'Académie de médecine, le cathétérisme fut définitivement abandonné comme inutile et dangereux. L'intervention qui rallia alors tous les suffrages fut l'incision précoce du périnée suivie de la recherche du bout postérieur de l'urèthre, et de la mise à demeure d'une sonde dans la vessie. Le périnée restait largement ouvert, la plaie bourgeonnant et se refermant peu à peu.

Ce n'est que quelques années plus tard, que les chirurgiens essayèrent de reconstituer, dès le moment de la rupture, la continuité du canal. Cette intervention avait déjà été pratiquée pour la première fois par Birkett, en 1866, qui, chez un malade présentant une rupture traumatique de l'urèthre avait réalisé la suture des deux bouts sectionnés. Mais cette tentative opératoire n'avait pas été renouvelée, et la méthode était complètement tombée dans l'oubli. Grâce aux progrès de l'antisepsie et de l'asepsie, cette intervention fut reprise et devint rapidement le procédé de choix.

Dans sa thèse de 1892, Noguès en posa les indications et décrivit le manuel opératoire de la suture primitive de l'urèthre suivie immédiatement de la reconstitution du périnée.

Cependant, quelques chirurgiens résistèrent à l'engouement général, et rejetèrent la suture primitive de l'urèthre, les uns la jugeant inutile et les autres dangereuse.

C'est ainsi que Lucas-Championnière se bornait à placer une sonde à demeure et reconstituait simplement le périnée.

Poncet et son élève Bouranges (1894), restèrent fidèles aux anciennes méthodes qui ne leur avaient donné que de bons résultats. Ils préconisèrent donc l'uréthrotomie externe et se bornèrent à mettre une sonde dans le bout postérieur de l'urèthre pour permettre à l'urine de s'écouler librement au dehors. Ce n'était que plus tard, quand les accidents n'étaient plus à redouter, quand la plaie devenait granuleuse que l'on se préoccupait de la restauration du canal. Vers le 10 ou le 15° jour, on plaçait une sonde à demeure parcourant toute la longueur de l'urèthre, et on laissait la plaie se fermer sur elle.

Les procédés de suture de l'urèthre suivis de la restauration complète du périnée ayant présentés de nombreux échecs, quelques auteurs, en particulier Guyon et Albarran proposèrent une intervention plus simple et qui ne présentait pas les mêmes risques. Ce procédé fut décrit longuement dans la thèse de Zadoc (1901). Comme dans les interventions précédentes, on suturait encore les deux bouts de l'urèthre, mais on se gardait bien de suturer le périnée ; de cette façon, si une complication (abcès, fistule) venait à survenir, on pouvait se hâter d'y porter remède.

Mais, chez beaucoup de malades, la suture immédiate ne donnait pas les beaux résultats que l'on était en droit d'attendre d'un traitement aussi rationnel. Bien souvent, quelques mois après l'intervention apparaissaient des difficultés de miction ; derrière la peau réunie, il y avait eu désunion des sutures uréthrales et rétrécissement traumatique. Aussi, en 1906, Pasteau et Iselin, dans un mémoire paru dans les *Annales des Organes génito urinaires*, proposèrent une nouvelle intervention, déjà préconisée en 1905 par Rochet à la Société de chirurgie de Lyon. Les auteurs rejettent complètement la suture primitive de l'urèthre qui ne remplit pas son but, et conseillent de pratiquer une intervention en deux temps. Le premier doit être réalisé immédiatement après l'accident, et consiste dans la suture séparée de chaque bout uréthral à la peau. Ultérieurement, quand tous les phénomènes se seront amendés, on fermera la brèche par une autoplastie au moyen de deux lambeaux latéraux. Cette intervention fut acceptée par Legueu, qui dans la séance du 17 octobre de la Société de chirurgie, fit un vif éloge de cette méthode, actuellement employée à l'hôpital Necker, et montra les beaux résultats qu'elle avait donnés.

En 1908, la question du traitement des ruptures traumatiques de l'urèthre, fut l'objet de plusieurs communications au 87e Congrès allemand de chirurgie, tenu à Berlin au mois d'avril. Hintertoisser, de

Breslau, rapporta une belle statistique de cas personnellement traités. Il admet comme règle du traitement
dans les ruptures totales, l'uréthrotomie externe et le
drainage du bout postérieur, fait après taille et cathétérisme rétrograde si cela est nécessaire. Il rejette complètement la suture primitive de l'urèthre. Pels-Leusden, de Berlin, est également un adversaire de l'urétrorraphie complète. Se basant sur les faits observés
par König et sur des expériences personnelles, qu'il a
pratiquées chez le chien, il considère comme suffisant,
de rapprocher les deux bouts uréthraux par quelques
points prenant largement les tissus après avoir fendu
sur une certaine longueur la paroi inférieure : on obtien ainsi, dit-il, une gouttière uréthrale fermée en
haut, ouverte en bas vers le périnée. On tamponne
la plaie et on ne met pas de sonde. L'urine s'écoule
d'abord par la plaie puis bientôt par les voies naturelles et la plaie se referme en trois ou quatre semaines
sans fistule.

Deux ans plus tard, au 14ᵉ Congrès de l'Association
Française d'Urologie, tenu à Paris du 6 au 8 octobre 1910, Marion et Heitz-Boyer, ont préconisé, dans
le traitement des ruptures uréthrales, l'intervention
de Cabot de Boston. Appliquée jusqu'alors à la seule
cure des rétrécissements traumatiques, il semble à ces
deux auteurs que ce procédé de dérivation immédiate
et temporaire de l'urine par uréthrostomie peut également s'appliquer au cours des ruptures récentes et

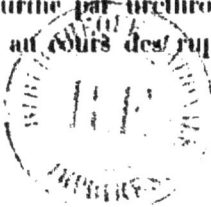

donner les mêmes avantages que pour la cure des rétrécissements.

L'année suivante Desvignes, dans sa thèse consa-
crée à *L'Etude critique du traitement de la rupture
traumatique de l'urèthre périnéo bulbaire* a passé en
revue les différents traitements préconisés jusqu'alors.
Après avoir fait leurs différentes critiques, il arrive à
la conclusion que l'urétrorraphie circulaire sans sonde
à demeure, mais complétée par une dérivation immé-
niale et temporaire des urines (opération de Cabot),
paraît être la méthode de choix, et que dans les cas
de ruptures graves avec grands délabrements, cas
dans lesquels il n'est pas possible d'amener au contact les deux tronçons et de les suturer, il faut recou-
rir à l'un des procédés : ou la reconstitution de la portion urétrale détruite au moyen des partis molles, ou
l'urétrostomie d'emblée avec autoplastie secondaire.

Le 22 novembre 1911, à la Société de chirurgie, au
sujet d'une communication de Grujet (de Laval), Legueu a insisté de nouveau sur l'importance de la dérivation des urines et de l'urétrostomie périnéale. Enfin, cette question fut reprise une fois de plus, le 7 février 1912, par Marion à la Société de Chirurgie, ou
cet auteur montre une fois de plus les inconvénients
de la sonde à demeure et la nécessité de la dérivation
des urines, soit par urétrostomie soit par cystostomie.

CHAPITRE PREMIER

Anatomie Pathologique

Avant de passer à l'étude des divers procédés de traitement des ruptures uréthrales, nous croyons devoir exposer, en quelques lignes, ce que nous entendons par rupture grave de l'urèthre.

On sait que la paroi de l'urèthre se compose essentiellement de deux tuniques, l'une interne la muqueuse, l'autre externe la musculeuse. Mais cette simplicité de structure ne se retrouve pas dans toutes les portions du canal. Pendant le défilé prostatique, la musculeuse se trouve, en effet, dissociée par les glandes de cet organe, et au niveau du segment spongieux cette même tunique est pénétrée par un lacis de vaisseaux sanguins qui la transforment en un véritable organe érectile. Ce sont ces variations de structure qui peuvent expliquer les différentes interprétations des auteurs au sujet des lésions uréthrales. Aussi, est-il souvent difficile d'admettre pour certaines régions les classifications admises par certains auteurs (Reybard, Terrillon, Escat). En somme, en considérant l'urèthre au point de vue anatomique pur, on ne peut concevoir que trois sortes de ruptures, complète, incomplète, interstitielle.

Dans la rupture interstitielle, une seule des deux parois est atteinte, soit la muqueuse, soit la musculaire l'intégrité du canal subsiste donc ; si la muqueuse est lésée il y aura de l'uréthrorragie ; si la musculeuse, au contraire, est atteinte, on aura un hématome périnéal.

Dans les ruptures complètes et incomplètes, les 2 tuniques uréthrales seront lésées, mais à des degrés moindres : la rupture complète nous offrira un canal sectionné complètement en deux tronçons, tandis que dans la rupture incomplète, il existera encore un pont de tissu reliant l'urèthre antérieur à l'urèthre postérieur au point traumatisé.

Nous ne nous occuperons pas ici des ruptures interstitielles presque toujours uniquement localisées au pénis, et présentant des conditions opératoires bien moins importantes que les autres variétés ; la thèse de Gilles (1900), nous exposerait, d'ailleurs, à une série de redites. Ce que nous voulons surtout envisager, ce sont les cas où les parois uréthrales sont lésées dans leur totalité et s'accompagnent de symptômes graves nécessitant une intervention immédiate. Dans la déchirure complète (muco-musculeuse) la lésion porte sur toute la circonférence de l'urèthre, comme nous venons de le dire il y a un instant. Le canal est alors séparé en deux tronçons, un antérieur et l'autre postérieur rétractée par le fait de l'élasticité des tissus, et pouvant s'écarter quelquefois de deux à quatre centimètres. Ce sont des ruptures qui se produisent surtout à la suite de chutes à califourchon, ou sont consécutives à des fractures du bassin ; leur siège se trouve presque exclusivement dans les régions périnéo-bulbaire ou membraneuse. A la suite de la déchirure des parois, le sang afflue d'abord par le méat, remplit ensuite toute la cavité, où se forment ultérieurement des caillots, qui accumulés ne tardent pas à obstruer la lumière du canal, amenant ainsi une rétention passagère. En même temps, le sang filtre lentement dans les tissus voisins, et va former de vastes épanchements sanguins, amenant ainsi toute une série de décollement des différents plans du périnée. Ultérieurement, lors des premiers efforts de miction, l'urine viendra, à son tour, pénétrer dans ces différents foyers et ne tardera pas à amener des réactions inflammatoires (abcès urinaires, fistules, etc. A l'ouverture périnéale du du foyer contus, on trouve les deux bouts des enveloppes séparés comme frangés et déchiquetés, la muqueuse est froissée, recroquevillée et obstrue presque complètement la lumière du canal. Entre les deux deux tronçons se trouve une cavité remplie de caillots, prolongée parfois par des décollements à grande distance vers la fosse ischio-rectale, vers la cuisse ou le scrotum. Enfin, il arrive encore que sous l'influence du traumatisme, les deux bouts du canal se trouvent déviés de l'axe médian qu'ils occupent, et c'est cette situation anormale qui peut nous expliquer les difficultés et les insuccès si fréquents du cathétérisme. Mais, heureusement, les cas graves sont peu fréquents, et dans la majeure partie des cas, la lésion est incomplète, c'est-à-dire que la déchirure n'occupe que le tiers ou la moitié au plus de la circonférence. Aussi, voit-on, contrairement à ce que pensait Ollier sur la paroi supérieure persister une languette de l'enveloppe uréthrale intacte reliant les deux bouts en forme de pont et empêchant ainsi leur rétraction. C'est aux dépens de ce pont de muqueuse saine que l'on pourra tenter un cathétérisme prudent ; en glissant, en effet, contre la paroi supérieure, l'on pourra arriver dans bon nombre de cas jusque dans la vessie.

Ce rapide exposé de la situation anatomique de la région uréthrale rompue, permet de se rendre compte des difficultés opératoires que l'on rencontre souvent, et nous montre que les indications d'une intervention varient essentiellement suivant la nature des lésions. S'il est, en effet, possible dans un cas de rupture incomplète de mener à bien un cathétérisme, un pareil résultat est tout-à-fait impossible dans un cas de rupture complète et nécessite une des interventions que nous allons décrire maintenant.

CHAPITRE II

Technique Opératoire

En présence d'un cas de rupture totale de l'urèthre, il faut délaisser complètement le vieux procédé du cathétérisme et arriver d'emblée à l'urétrotomie externe.

Urétrotomie externe. — Après avoir pris les soins ordinaires de désinfection de la peau et mis le malade dans la position de la taille, on trace une incision périnéale, cette incision pouvant être soit médiane, comme le veulent les classiques, soit périnéale comme le propose Riche ou encore en T comme le préconise Lejars.

Cette incision doit être large, de manière à mettre à découvert une zone dépassant en avant et en arrière les limites de la région où s'est faite la rupture.

Après avoir évacué les caillots sanguins qui encombrent la région, on se met à la recherche des deux tronçons de l'urèthre. Nous n'avons plus à faire ici à de ces cas faciles où le bout interne est encore relié au bout externe par un lambeau de paroi, et ou un cathéter introduit par le méat nous mène presque sûrement à découvrir le bout supérieur. Ici la rupture a été complète, et les deux fragments sont distincts l'un de l'autre. De plus, par suite de la violence du traumatisme, toute la région a été contusionnée et il est fort difficile de retrouver l'orifice interne de l'urèthre au milieu d'un amas de tissus déchiquetés ; on a beau promener l'extrémité d'un stylet sur la ligne médiane, on ne découvre aucun orifice.

On peut alors essayer d'user d'un expédient en faisant presser par un aide dans la région hypogastrique sur la vessie distendue, on voit parfois quelques gouttes d'urine venir sourdre au niveau de la plaie. On arrive ainsi à reconnaître l'orifice du tronçon postérieur. Mais bien souvent, une telle manœuvre ne produit aucun résultat, et l'on se trouve amené à tenter une manœuvre spéciale, le cathétérisme rétrograde.

Après l'ouverture sus-pubienne de la vessie, un doigt introduit dans la cavité vésicale va repérer la position du col. Sur ce doigt, un cathéter courbe est introduit dans l'urèthre et son extrémité apparaît bientôt dans la plaie périnéale par l'orifice de section. Une sonde, qui a été introduite au préalable par le bout antérieur, est adaptée par son extrémité coupée au cathéter. En retirant celui-ci, la sonde est introduite dans la vessie et on la laisse à demeure.

Ce cathétérisme rétrograde peut-être fait sans ouverture de la vessie. Forgue, en effet, dans la *Presse*

Médicale, en 1903, a renouvelé un procédé, qui consiste à fendre transversalement le périnée, à aller vers le bec de la prostate, où l'on incise la portion membraneuse de l'urèthre. Par cette brèche, on introduit le cathéter.

L'uréthrotomie externe pratiquée et la sonde à demeure placée, la ligne de conduite varie suivant les chirurgiens.

Absence de suture et cicatrisation des tissus sur la sonde. — Un certain nombre d'opérateurs laissent la plaie béante et ne tentent aucune suture. Ils attendent que le bourgeonnement des tissus ait comblé l'espace vide et se bornent à garnir simplement la plaie de gaze aseptique, souvent renouvelée.

Suture primitive et totale. — D'autres chirurgiens ont essayé d'obtenir une réunion immédiate des divers plans sectionnés. Avec du catgut fin, ils chargent la paroi de l'urèthre, sans passer à travers la muqueuse ; les fils ne s'infectant pas ainsi aussi facilement. Ils commencent par reconstituer la paroi supérieure, ils passent ensuite aux parois latérales et finissent par la paroi inférieure. Si la rupture de l'urèthre n'est que partielle, la paroi supérieure en partie intacte, empêche la rétraction des deux bouts et la suture en est rendue plus facile.

On procède ensuite à la réunion des plans du périnée, en cherchant autant que possible à ne pas laisser d'espace mort et à obtenir une suture aussi étanche que possible. La peau est réunie avec des crins de Florence.

La sonde à demeure est laissée de 6 à 8 jours. Dès le dixième jour, on commence à dilater à l'aide de béniqués. Si la sonde détermine de la fièvre, si elle fonctionne mal, il faut l'enlever et à la moindre menace d'infiltration rouvrir le périnée et drainer largement.

Drainage sus-pubien de l'urine. — L'urine filtre toujours un peu entre les parois de la sonde à demeure et celles du canal. Pour l'empêcher de passer au niveau de la suture et rendre celle-ci plus solide, on peut faire une cystostomie sus-pubienne. Au moyen d'une sonde on assure le drainage de l'urine, par l'ouverture vésicale hypogastrique.

Weir se sert de l'appareil de Catheart, amélioré par Keen. « Il se compose d'un tube vertical sur lequel viennent se brancher deux autres tubes, l'un vésical, l'autre descendant d'un récipient surélevé dans lequel il y a de l'eau. Cette eau en descendant détermine une aspiration ».

Dans nos deux observations, après avoir fait la cystostomie pour pratiquer le cathétérisme rétrograde, on a passé par la boutonnière vésicale une sonde qui a dérivé utilement le cours de l'urine.

Suture de l'urèthre sans suture des parties molles.
— Un autre procédé dérivé de la suture consiste à associer à la suture immédiate de l'urèthre, un large
drainage du périnée. On reconstitue le canal, on laisse
la plaie des parties molles ouverte et on panse à plat.
Au point de vue opératoire, cette méthode n'a rien de
particulier.

Fistulisation de l'urèthre à la peau. — Dans le procédé de Pasteau et Iselin, on évite la suture. Tout d'a-
bord on pratique l'urethrotomie externe : l'incision
doit être longue de façon à constituer « une véritable
vulve » suivant le mot de Guyon.

On repère ensuite les deux bouts de l'urèthre. « On
passe, disent Pasteau et Iselin, une sonde dans la vessie, puis après une toilette soignée de la plaie, l'hémostase est faite autant que possible et on se prépare à
fixer les bouts sans rien risquer. Des catguts sont pas-
sés dans la paroi uréthrale, dans les franges s'il y en a
à droite et à gauche, et viennent les appliquer en les
étalant contre les parois cruentées de la brèche périnéale autant que possible, on les fixera à la peau ».

La fixation terminée, on laisse la brèche ouverte et
on la bourre de gaze aseptique. La cicatrisation va se
faire sur la sonde à demeure, qui a été placée dans la
vessie.

La sonde est laissée huit jours. Une fois enlevée, le

malade urine par la plaie périnéale. On commencera alors les séances de dilatation.

La cicatrisation se fait peu à peu, et bientôt les deux bouts de l'urèthre sont séparés par une étendue de peau saine de 4 à 5 centimètres, cette zone épidermisée sera la paroi supérieure du futur canal.

Au bout d'un mois environ, on refait la partie de l'urèthre qui manque, on taille de chaque côté de l'urèthre deux petits lambeaux cutanés, qui comprennent en épaisseur le derme et le tissu cellulaire sous-cutané. On les mobilise et on les rabat en volet sur une sonde mise dans l'urèthre. L'un a sa face cutanée tournée vers le canal, l'autre recouvre le premier de sa face cruentée.

Nous n'insistons pas sur le technique de cette autoplastie qui est une opération secondaire et qui ne fait pas partie du traitement d'urgence des ruptures traumatiques, que seul nous envisageons ici.

Urétrorrophie circulaire avec déviation des urines (Procédé de Cabot). — Dans ce procédé, on essaie d'obvier aux causes qui amènent l'échec de la restauration du canal, et qui sont de trois ordres, tension excessive au niveau de la suture, légère infiltration d'urine, infection de la plaie qui rend difficilement évitable l'urétrite légère causée par la sonde à demeure.

Le premier inconvénient peut être évité en mobili-

sant suffisamment l'urèthre, surtout dans son segment antérieur : le deuxième en drainant en arrière
de la suture par une petite boutonnière faite dans
l'urèthre membraneux et admettant une sonde à demeure. Ce procédé diminue ainsi l'inflammation uréthrale due à la sonde qui ne s'étendra pas jusqu'à la
plaie opératoire, si on désinfecte l'urèthre antérieur,
par des lavages répétés pendant le temps nécessaire à
la réunion.

L'opération est ainsi réglée.

1.) malade étant dans la position périnéale, une incision médiane est faite jusqu'à l'urèthre, il importe
de prolonger suffisamment cette incision en arrière
pour découvrir l'urèthre membraneux.

2.) On évacue la région des caillots sanguins qui
s'y trouvent et l'on recherche les deux extrémités de
l'urèthre.

3.) On mobilise le segment antérieur de l'urèthre
en libérant le corps spongieux, jusqu'à ce qu'il puisse
être rapproché sans tension du segment postérieur.

4) On régularise la surface de section de l'urèthre,
et l'on pratique l'urétrorraphie en commençant par la
partie supérieure.

5.) La suture terminée, l'urèthre est ouvert en arrière de la suture, cette ouverture doit être petite,
juste pour laisser passer une sonde molle (n° 16 ou
17) qui est laissée à demeure.

6.) Suture de la plaie, plan par plan.

On pratique ultérieurement des lavages de l'urèthre antérieur et on laisse la sonde à demeure de 10 à 14 jours. Après son ablation, la plaie périnéale se ferme au bout de 3 ou 4 jours.

CHAPITRE III

Examen critique des différents procédés opératoires

Nous ne nous arrêterons guère au cathétérisme, manœuvre qui doit être abandonnée dans les cas graves, car elle ne réussit presque jamais ; de plus, c'est une intervention brutale qui aggrave souvent les lésions en créant de fausses routes ; enfin, elle peut favoriser l'infection, lorsqu'elle est pratiquée avec des instruments plus ou moins septiques. La statistique de Kauffmann est d'ailleurs édifiante à ce sujet. Sur 44 cas, de rupture de l'urèthre le cathétérisme fut mené à bonne fin dans 22 cas : 19 malades guérirent et 3 moururent. Chez les 22 autres, la sonde à demeure n'a pu être gardée à cause des complications intercurrentes : infiltration d'urine, 3 cas ; abcès périnéal, 9 cas ; grands abcès phlegmoneux, 10 cas, complications auxquelles succombent 5 malades.

Néanmoins, dans les cas qui paraîtront bénins, si l'on croit n'avoir à faire qu'à une rupture incomplète, il semble que le médecin puisse essayer un cathétérisme prudent.

Mais comment peut-on savoir que l'on aura à faire à l'un de de ces cas heureux, où la sonde peut assez facilement franchir la rupture et et lever ainsi la rétention d'urine ? Il n'existe évidemment aucun signe certain, sauf peut-être le fait qu'il n'y a eu qu'un traumatisme assez léger. Mais étant donné l'incertitude, où l'on se trouve et vu les dangers du cathétérisme, il vaut mieux d'emblée inciser le périnée et pratiquer l'urétrotomie externe, au moyen de laquelle on arrivera sur le foyer même de la rupture.

Lorsqu'on a fait l'urétrotomie externe, qui constitue le premier temps forcé de toute intervention sur l'urèthre, que peut-on tenter ? Doit-on pratiquer l'urétrorraphie ou laisser la plaie béante, se contentant simplement de mettre une sonde à demeure ?

La suture primitive de l'urèthre avec reconstitution des plans du périnée, paraît devoir être à *priori* le meilleur mode de traitement des ruptures uréthrales. En reconstituant, en effet, la continuité du canal rompu, on évite les infiltrations d'urine et la cicatrice paraît devoir être régulière.

Cependant, ce n'est qu'au prix des plus grandes difficultés, qu'on arrive à obtenir une bonne suture. La plupart du temps, une fois l'incision périnéale pratiquée, l'on se trouve dans un foyer anfractueux, rempli de sang coagulé et de sérosité ; les deux bouts de l'urèthre, surtout le bout postérieur, sont malaisés à retrouver au milieu des tissus dilacérés, des parties molles décollées. La muqueuse uréthrale, d'ailleurs recroquevillée, déchiquetée et repliée sur elle-même, est difficile à reconnaître. Dans les ruptures de la partie postérieure de l'urèthre en particulier, la région opératoire est trop profonde, le bout postérieur se trouve très haut, caché derrière le pubis, et pour le déceler on est obligé, le plus souvent, de faire le cathétérisme rétrograde.

Une fois les bouts de l'urèthre repérés, les difficultés n'ont pas cessé. Dans les cas de rupture, que nous envisageons spécialement, la section de l'urèthre a été complète presque toujours. Les deux bouts sont distants l'un de l'autre et le tronçon postérieur, l'urèthre membraneux, est fixé assez solidement pour qu'il soit malaisé de le mobiliser, et de l'amener au contact de l'antérieur. De plus, dans les fractures du bassin, se compliquant de ruptures de l'urèthre, la violence du traumatisme est en général considérable. Dans ces cas, la dislocation ou le diastasis des articulations ou les fractures des os du bassin amènent une déviation du bout postérieur. Aux inconvénients provenant de la distance séparant les deux bouts de l'urèthre, à la déviation du bout postérieur s'ajoutent encore les lésions provoquées par la contusion. L'on se trouve, en effet, toujours en présence de tissus qui se sphacèlent facilement, et la suture a peu de chance de tenir sur des parties molles, dont la vitalité est amoindrie. On fait, il est vrai, la toilette des bouts uréthraux, on excise ce qui est inutilisable, ce qui paraît devoir céder ; mais il est difficile de faire la part du mort et du vif. D'ailleurs, en abrasant ainsi les tronçons, on risque d'enlever une telle portion d'urèthre que l'abouchement des deux orifices peut devenir impossible.

En outre, pour qu'une suture tienne, il faut un urèthre et des urines aseptiques. Or, un urèthre vierge de tous germes est chose rare. Les ruptures sont presque l'apanage de l'âge adulte, époque de la vie où l'on est exposé le plus souvent aux grands traumatisme. A ce moment là, l'urèthre a été déjà le siège d'urétrites diverses, le plus souvent blennorhagiques, et parfois l'appareil urinaire supérieur n'est pas non plus indemne ; de plus, l'urèthre est habité normalement par un certain nombre de microbes, dont la virulence peut être exaltée par le traumatisme. D'ailleurs, les germes peuvent être apportés de l'extérieur par les tentatives de cathétérisme, qu'instinctivement pratique le médecin, appelé pour une rétention d'urine. La sonde à demeure, elle-même, provoque par sa seule présence une urétrite spéciale ; elle irrite les parois du canal, et un écoulement de pus se produit ; de plus, elle laisse toujours filtrer entre la sonde et la paroi uréthrale de l'urine. La suture dans de telles conditions tient rarement, d'autant que la sonde ne s'adapte pas toujours exactement aux dimensions du canal ; l'urine s'infiltre entre la sonde et les parois urétrales, et de là diffuse facilement dans le périnée.

Les difficultés, qu'il y a à réunir urèthre et parties
molles nous font prévoir que les résultats de cette suture seront médiocres. Dans les quelques jours, qui
suivent l'opération, il est rare que la suture ne lâche
pas par un point ; il se fait une filtration au niveau de
cette désunion partielle, la fièvre s'allume, les abcès
périurétraux apparaissent, qu'on est obligé d'inciser.
Des fistules périnéales, par où le malade urine en partie persistent longtemps, la suppuration s'installe et
s'éternise dans les trajets anfractueux créées si vite
autour de l'urèthre. La cicatrisation est retardée, des
nodules et des infiltrations fibreuses se forment, qui
rétréciront l'urèthre.

Qui plus est, bien souvent on a l'apparence d'une
bonne réunion, le périnée est souple, ce qui ne prouve
pas que la suture urétrale ait tenu et soit parfaite.
« Dans les 17 cas de suture urétrale, rapportés par Noguès, auxquelles nous en avons ajouté 18 autres, disent Pasteau et Iselin, ce qui porte leur nombre à 35,
il n'y a sur ce total que deux cas, où la réunion primitive de l'urèthre se soit faite normalement par première intention ; pour tous les autres cas,, soit pendant le séjour d'une sonde à demeure, soit après son
enlèvement, on trouve mentionné l'écoulement d'une
quantité plus ou moins grande d'urine par la plaie
périnéale, traduisant la désunion plus ou moins étendue de la suture urétrale ». Dans la thèse de Noguès,
se trouve une observation de Gilbert Barling, tirée du

Birmingham Médical Review, décembre 1891, carac-
téristique à ce sujet. L'urèthre était rompu au niveau
de la portion membraneuse et les deux bouts distants
de un pouce et demi ; ils sont suturés sur une sonde
à demeure. Au bout de 18 jours, le malade meurt ac-
cidentellement de pneumonie et à l'autopsie on trouve
les bouts uréthraux complètement distants. De même,
pour le cas de Savariaud, rapporté dans le mémoire
de Pasteau et Iselin. Après une suture chez un en-
fant de 8 ans, des accidents infectieux éclatent, on est
obligé de désunir le périnée ; l'urine passe alors sur
la plaie périnéale. Savariaud reopère son malade « il
existe, dit-il, du tissu fibreux de nouvelle formation ;
les deux bouts sont trouvés facilement ; ils sont relativement l'un près de l'autre, i c. ». La suture n'avait
pas tenu.

Quant aux résultats éloignés, ils sont difficiles à
apprécier. On ne revoit plus en général les malades.
« Sur 6 observations de suture immédiate de l'urèthre,
disent Pasteau et Iselin, au bout de plusieurs années
on a : un rétrécissement très serré, deux rétrécissements modérés et trois guérisons. Ces cas sont ceux
où la suture a tenu ; il faudrait, pour être dans la vé-
rité, faire un pourcentage sur la totalité des cas de suture où la suture a été faite, qu'elle ait tenu ou non. »

Faut-il donc abandonner la suture ? Il semble que
sa condamnation ne doive pas être absolue. Il est des
cas où la rupture est incomplète, où la paroi supé-

rieur reste intacte ; un pont de tissu relie les deux
bouts de la déchirure et empêche qu'ils s'éloignent
l'un de l'autre. Une fois la sonde à demeure placée, il est
assez facile de faire une réunion complète. L'observation
de Chevassu, rapportée dans la thèse de Malzac, est un
exemple. Les deux bouts, distants de 1 c. et demi sont
reliés par une languette de la paroi supérieure. La suture est pratiquée 26 jours après l'accident, le malade, complètement guéri, urine aussi bien qu'avant
et une bougie n° 22 passe très facilement.

D'autres conditions semblent en plus nécessaires.
Il faut des ruptures nettes, franches comme des sec-
tions, à bouts non effilochés, des tissus sains, pas contus, et non en voie de sphacèle, enfin pas d'infection
installée et un canal aussi aseptique que possible.

Il nous semble de bonne pratique d'associer à la
suture le drainage hypogastrique après cystostomie
sus-pubienne. L'urine dérivée par ce moyen ne vient
pas s'infiltrer entre les parois de la sonde et celles du
canal. La suture a ainsi le temps de prendre avant
qu'on supprime la sonde, assurant le drainage vésical.
Dans les deux observations, que nous rapportons,
bien qu'on n'est pas fait de suture après avoir prati-
qué le cathétérisme rétrograde, on a passé une sonde
par l'ouverture vésicale pour dériver le cours de
l'urine.

Pour la suture des parois uréthrales sans suture des
plans du périnée et de la peau, employée par Guyon et
Albarran et préconisée dans la thèse de Zadoc, nous

ferons les mêmes réflexions que pour la suture totale
de l'urèthre et du périnée. Les difficultés de la recherche du bout postérieur sont les mêmes. Remarquons
néanmoins, que les résultats immédiats, ceux qui se
vérifient les jours suivant l'opération, sont excellents.
Le périnée, en effet, restant largement ouvert, le drainage se fait ; il n'y a plus de rétention, pas d'abcès,
pas de fistules. Cette méthode paraît donc préférable
à la suture totale dans les cas où les tissus sont contusionnés et infectés. Chez un malade, dont l'observation est citée dans la thèse de Zadoc, après suture des
deux bouts de l'urèthre, la plaie est laissée largement
ouverte et on passe à plat. Le troisième jour, on re-
tire la sonde à demeure ; aucune goutte d'urine ne
passe par le périnée pendant les mictions volontaires.
Quelques jours plus tard, un n° 60 béniqué passe.

Mais la suture tient-elle toujours ? Il est permis
d'en douter, car elle se trouve au contact d'un foyer,
qui bien que drainé, n'en reste pas moins infecté. Il
n'y a pas de rétention, mais la plaie périnéale peut
suppurer longtemps.

En faveur de leur méthode d'abouchement à la
peau des deux bouts de l'urèthre et de réparation secondaire du canal, Pasteau et Iselin présentent une observation et des expériences sur les chiens. Chez leur
malade, opéré par Legueu « les lambeaux de l'urèthre
furent adossés à la brèche périnéale et fixés là où ils
pouvaient être conduits en les rapprochant sans les

tirailler de l'ouverture de la brèche. Une sonde à demeure fut placée, on ne mit aucun point de suture sur l'incision et la plaie fut remplie de gaze aseptique. 18 jours plus tard quand on enleva la sonde, il ne restait plus que la fistule médiane ; un mois plus tard, il ne restait qu'une fistulette. Le périnée était souple et Guyon constata à la sortie la conservation du calibre de l'urèthre ; il introduit une sonde n° 18 avec mandrin et ne la trouva nullement serrée ». Il y a eu une véritable autoplastie spontanée. L'opéré est revu deux deux ans et neuf mois après ; un béniqué n 51 est introduit ; le béniqué avant de s'engager dans la portion membraneuse a tourné et son bec est venu soulever la peau du périnée, à ce niveau il y a une « dilatation véritable ».

Cette méthode, qui a donné un si beau résultat, nous paraît néanmoins difficile à appliquer dans les cas graves de ruptures toujours pour les mêmes raisons : bout postérieur trop éloigné surtout dans ce procédé, où il faut l'aboucher à la peau et le tirer par conséquent très bas. Félizet, répondant à la communication de Legueu, à la Société de Chirurgie, disait qu'il ne comprenait pas la fixation à la peau du bout postérieur fixe et profond, au milieu du traumatisme ou de l'épanchement de sang. A supposer que l'on ait pu abaisser les deux tronçons, la suture à la peau tient-elle dans les cas, où le milieu est infecté ?

Ce procédé paraît plutôt convenir lorsqu'on veut

réparer le canal urétral, après la resection d'un rétrécissement. Peut-être dans ces cas deviendra-t-il même
la méthode de choix. Ici, en effet, pas de plaie contuse,
pas de tissus mâchés ; ni sphacèle, ni infection.

Voyons maintenant quels sont les avantages de la
réunion secondaire de l'urèthre et les tissus du périnée
après uréthrotomie externe et mise en place dans la
vessie d'une sonde à demeure. Guyon rapporta deux
cas à la Société de chirurgie en 1876 : « Je puis, dit-il,
donner sur mes deux opérés des renseignements très
complets. Le premier, celui de septembre 1870, est
actuellement à l'hôpital Necker convalescent d'une fracture de cuisse. Depuis sa sortie il ne s'est jamais sondé
et urine, avec la plus grande facilité, sans fréquence
ni douleur. On passe une bougie n° 15. Le second malade, opéré en septembre 1872, est actuellement infir-
mier-veilleur de l'hôpital Necker. Revu dans les premiers mois de l'année, il passait le n° 17 et se sondait
très rarement. Je lui fis une dilatation jusqu'au n° 20
et lui fermait à cette époque une fistule uréthro-pé-
nienne, qu'avait déterminé la sonde à demeure, placée dans l'urèthre lors de l'urétrotomie externe. Complètement guéri de sa fistule, il ne s'est pas sondé
depuis le mois de mai et j'ai pu facilement introduire,
hier, une sonde n° 17 ».

Ces excellents résultats ont été obtenus aussi chez
les deux opérés, dont nous rapportons les observations
à la fin de ce travail. Chez l'un d'eux, revu près de

trois ans et demi après l'accident, on passe facilement
une bougie n° 17. Il se sonde chez lui d'une façon
assez irrégulière et toujours avec les mêmes numé-
ros : n° 16 et n° 17. Il urine facilement sans
aucune douleur et guère plus souvent qu'autrefois.
La nuit, néanmoins, il se lève parfois pour uriner,
mais jamais plus de deux fois. Chez l'autre, quatre
mois après l'opération, on passe une bougie n° 25.
Ce malade nous écrit qu'actuellement il n'éprouve ni
douleur, ni gène à la miction et qu'il passe lui-même,
encore, le n° 25.

Ce procédé, dont l'essai a été fait dans nos deux cas,
est celui dont la technique est la plus simple. Il consiste, en effet, dans l'urétrotomie externe et la mise en
place d'une sonde à demeure ; il ne nécessite donc pas,
comme les autres méthodes, une aussi grande instruc-
tion et pratique chirurgicale. C'est donc un avantage
à son actif, étant donné que nous cherchons à instituer
un bon traitement d'urgence, qui par définition doit
être le plus rapide et le plus simple possible.

De plus, il a l'avantage de supprimer toute rétention
septique. Le drainage du périnée étant largement as-
suré par la brèche laissée béante, il ne se fait pas d'infiltration et le phlegmon gangréneux, que deviendrait
le foyer périnéal non incisé, est ainsi évité.

Enfin, dans les cas graves de ruptures, que nous
envisageons tout spécialement, c'est le seul traitement
qui nous paraisse possible. La violence du trauma-

tisme, la concomittance de lésions du bassin, l'étendue de celles des parties molles, la recherche si pénible et le plus souvent infructueuse du bout postérieur, surtout le peu de vitalité des tissus contus et en voie de sphacèle sont tout autant de complications, qui nous paraissent incompatibles avec la suture primitive et totale ou la fistulisation de l'urèthre à la peau.

Remarquons d'ailleurs que dans ce procédé, malgré que la reconstitution ne se fasse que par seconde intention, par bourgeonnement de la plaie, les retrécissements consécutifs ne paraissent pas être plus nombreux et plus serrés qu'avec les autres procédés. On n'a qu'à instituer une dilatation préventive bien conduite et à veiller à ce que le malade, à l'avenir, se sonde lui-même très régulièrement.

Nous ne dirons que quelques mots de l'urétrorraphie circulaire avec dérivation des urines. Cette intervention, créée par Cabot, fut primitivement réservée à la cure des retrécissements traumatiques de l'urèthre, où elle a donné d'ailleurs de très bons résultats. Ce n'est qu'assez récemment, en 1910, que Marion et Heitz-Boyer ont préconisé cette intervention dans les cas de rupture de l'urèthre. Cette opération a été indiquée par Desvignes en 1911, comme traitement de choix toutes les fois qu'il est possible d'amener en contact les deux tronçons urétraux. Cette intervention n'a pas encore été pratiquée assez souvent, ni depuis assez longtemps pour que l'on se rende un compte exact de sa valeur ;

aussi nous est-il impossible de porter sur elle un juge-
ment définitif.

Cette méthode, néammoins, nous semble intéres-
sante et nous parait devoir constituer un progrès. Les
principes, qui président à sa mise en pratique, sont
excellents.

Elle supprime, en effet, les causes, qui pour une
grande part, faisaient échouer autrefois la suture en
dérivant l'urine qui ne vient plus souiller la plaie et en
supprimant la sonde à demeure, qui irritait les parois
du canal et n'empêchait pas l'infiltration de l'urine.

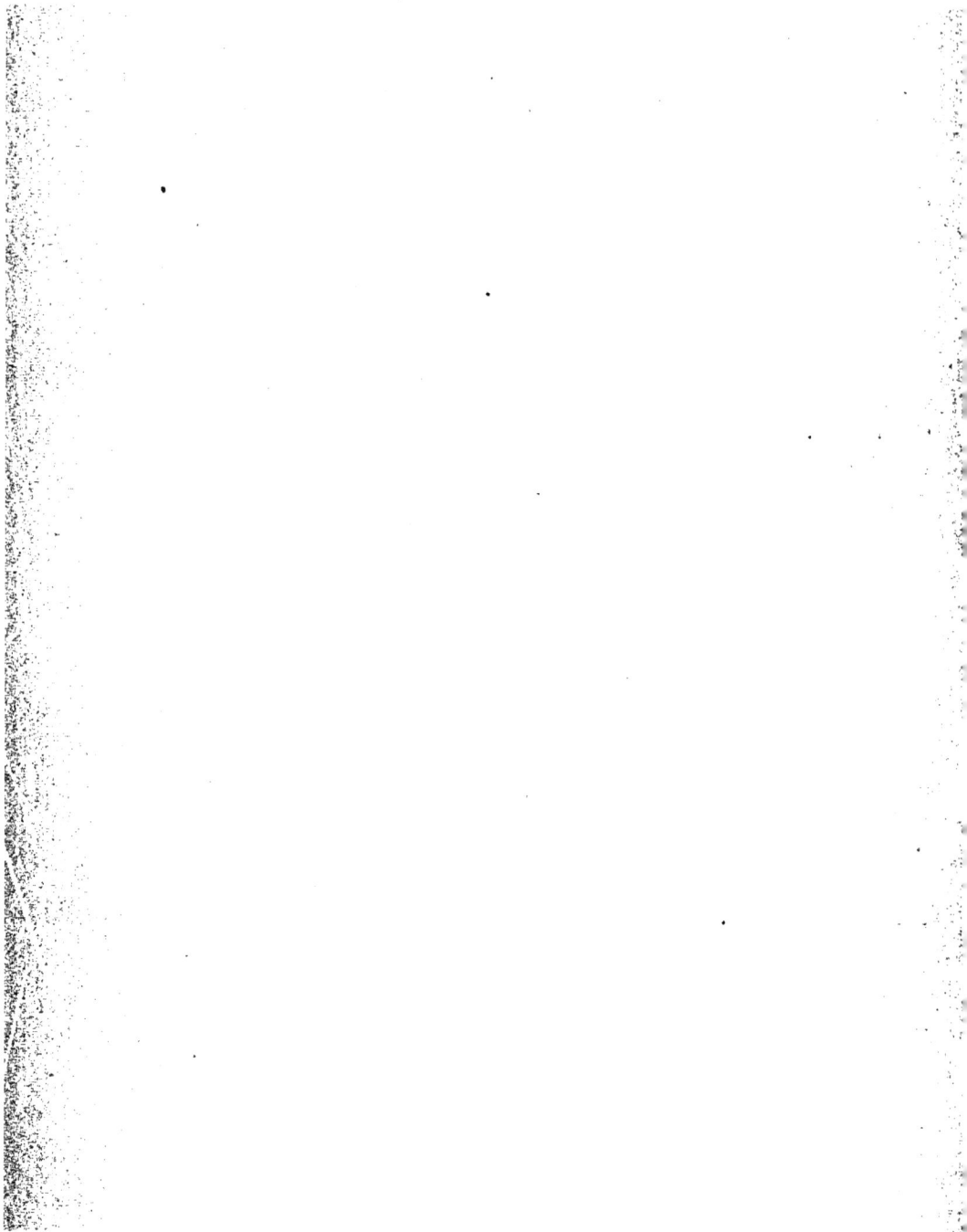

CHAPITRE IV

___

OBSERVATION PREMIÈRE
(Personnelle. — Inédite.)
Prise dans le service de M. le Professeur Mériel.

*Déchirure de l'urèthre consécutive à une fracture
du bassin.*

Le 24 mai 1911, était amené à la salle Saint-Lazare,
n° 19, le nommé Joachim S., âgé de 36 ans, envoyé
d'urgence pour fracture du bassin compliquée de rupture de l'urèthre. Voici son histoire :

Le 23 avril, notre malade travaillait dans une tran-
chée, lorsqu'il fut à moitié enseveli par l'éboulement
d'une des parois. Quelques instants après, il se plai-
gnit de violentes douleurs dans le bassin. Un médecin appelé constata une impotence fonctionnelle
presque complète des membres inférieurs, et ayant
aperçu quelques gouttes de sang s'échappant du méat
urinaire, tenta un cathétérisme qui échoua. Le malade fut alors envoyé à l'Hôtel-Dieu, où l'interne de
garde n'arrivant pas à pratiquer un cathétérisme éva-
cuateur fit la ponction de la vessie.

Le malade fut examiné le lendemain matin par notre maître M. le Professeur Mériel, qui porta le diagnostic de fracture du pubis ayant occasionné une rupture de l'urèthre membraneux. On lui fit le même
jour une cystostomie sus pubienne afin de pratiquer
la dérivation momentanée du cours des urines. Le malade était à ce moment très fatigué, la région hypogastrique et prévésicale était le siège d'une infiltration sanguine assez abondante, aussi essaya-t-on
quelques jours plus tard, une deuxième intervention
sur le périnée. Cette dernière eut lieu le 29 mai. Par
une incision verticale, on arrive sur la région contuse,
où tous les éléments présentaient des rapports anor-
maux. On retrouve faci'ement le bout inférieur de
l'urèthre en passant une sonde par le méat, mais pour
trouver le bout supérieur, il fallut pratiquer le cathétérisme rétrograde. On vit alors que les deux tronçons
étaient séparés par une espace d'environ 4 centimètres, et que l'intervalle était occupé par une vaste poche anfractueuse constituée aux dépens des régions péri-uréthrales. On parvint à placer une sonde à demeure,
et l'on remplit la plaie périnéale de gaze stérilisée.

Pendant trois semaines environ, on fit un lavage matin et soir de la vessie, au nitrate d'argent, puis la plaie
périnéale ne tarda pas à bourgeonner et à se fermer.
La plaie sus-pubienne fut plus longue à cicatriser,
pendant longtemps il persista une petite fistule. Vers
la fin du mois d'août, on enlève la sonde à demeure,

qui avait été renouvelée plusieurs fois, et on commence la dilatation qui fut menée très prudemment, mais permit de retrouver un calibre presque normal. Au moment de la sortie du malade, c'est-à-dire le 23 octobre, l'urèthre admettait le n° 25 de la filière Charrière.

Nous avons eu l'occasion de voir à deux reprises notre malade; le calibre de l'urèthre s'est maintenu, il ne s'est pas formé de rétrécissement, l,on passait facilement une bougie n° 25 à la fin de janvier 1912.

OBSERVATION II
(Inédite)
Déchirure de l'urèthre consécutive à une fracture du bassin (due à l'obligeance de M. le Professeur Dambrin).

Le 27 août 1908, à 10 heures du soir, on apporte à l'Hôtel-Dieu de Toulouse, un homme d'Ax-les-Thermes, Baptiste D..., routier, âgé de 36 ans, qui a été victime, 48 heures auparavant d'un grave accident. En chargeant du bois dans la montagne, il a eu le bassin violemment serré entre des troncs d'arbre. Il a éprouvé une vive douleur dans le bas-ventre, est tombé et n'a pu se relever ; du sang apparut au méat. On le transporte chez lui. Il lui est impossible d'uriner. Un médecin appelé fait des tentatives répétées de cathétérisme sans résultat. Le malade est aussitôt envoyé à l'Hôtel-Dieu de Toulouse.

C'est dans ces conditions qu'il est admis salle Saint-Pierre. L'interne de garde tente un cathétérisme et et croit retirer une petite quantité d'urine. Le lendemain, le blessé est vu par M. le Professeur Dambrin, qui constate un énorme hématome du périnée et des bourses ; la coloration violacée envahit même la verge; la région périnéale est tendue et très douloureuse. La vessie remonte jusqu'à l'ombilic. Il existe les signes d'une double fracture du bassin, portant sur les branches ascendantes du pubis avec disjonction de la symphyse pubienne. L'état général est mauvais ; le malade souffre beaucoup, éprouve des envies d'uriner impérieuses. La langue est sèche, les traits tirés. Le diagnostic s'imposait : rupture traumatique de l'urèthre et fracture du bassin. M. Dambrin décide d'intervenir immédiatement.

Après nettoyage soigné et préparation de l'abdomen, des bourses et du périnée, le malade est mis en position de la taille. Un cathéter métallique est placé dans le segment antérieur de l'urèthre. Incision périnéale médiane, empiétant sur la racine des bourses et se terminant à un travers de doigt en avant de l'anus. On tombe rapidement dans une large poche remplie de sang, de caillots et d'un liquide ressemblant à de l'urine, d'odeur un peu fétide. Nettoyage de la poche ; on aperçoit le bout du cathéter. Malgré une recherche prolongée, il est impossible de retrouver le bout postérieur.

Après avoir protégé la plaie périnéale avec de la gaze
aseptique, on pratique la cystostomie sus-pubienne (le
malade étant remis dans la position horizontale) incision médiane de 0,10 c. partant du pubis. On arrive
sur la vessie, qui est surdistendue ; on l'ouvre ; un flot
d'urine, mélangé de sang, s'écoule à l'extérieur. La
plaie vésicale est agrandie, l'intérieur est très bien as-
séché. Il existe en avant de la vessie un décollement
assez tendu (infiltration de la cavité de Retzius) on
aperçoit le col et d'arrière en avant on passe dans l'urèthre une sonde longue en gomme, entraînant à sa suite
une sonde de Malécot, dont l'extrémité libre ressort par
la plaie périnéale.

La plaie vésicale et la paroi abdominale sont fer-
mées partiellement ; une sonde de Pezzer est laissée
dans la vessie et sort par la portion inférieure de la
plaie hypogastrique.

La sonde est ramenée d'arrière en avant dans l'urèthre pénien et sort ainsi au niveau du méat. Un gros
drain est placé dans la plaie périnéale, qui est laissée
largement ouverte, simplement tamponnée par de la
gaze aseptique.

Les suites opératoires ont été parfaites. Le pansement
sus-pubien et le pansement périnéal ont été renouve-
lés deux fois par jour. Le drainage vésical hypogastrique a été supprimé le huitième jour ; il persiste une
fistule, qui se ferme peu à peu. Le drainage périnéal a

été maintenu pendant dix jours, puis la plaie périnéale
est fermée progressivement.

La sonde uréthrale à demeure a été changée plusieurs
fois et supprimée complètement au bout de 20 jours.
Pendant tout le séjour de la sonde à demeure dans la
vessie on a fait journellement un lavage avec une solution de nitrate dargent. Il persiste une fistulette périnéale par laquelle s'écoulent quelques gouttes d'urine au moment de la miction. A la sortie du malade,
cette fistulette est fermée, de même que la plaie hypogastrique.

Après la suppression de la sonde à demeure, on fait
tous les jours de la dilatation à l'aide de bougies en
gomme ; la dilatation est très bien tolérée et ne fait
pas saigner le canal ; on arrive à passer une bougie
n° 20.

Le blessé quitte l'hôpital le 11 novembre 1908. La
fracture du bassin est consolidée, mais il y a de la
gêne dans la marche. Le malade urine normalement et
sans difficulté.

Revenu chez lui, il se dilate chaque jour avec une
bougie n° 18, fait des lavages à l'eau bouillie, et ainsi
pendant 5 à 6 mois. Au bout de ce temps, il ne se sonde plus aussi régulièrement, il ne passe qu'une bougie tous les 3 ou 4 jours. En 1910, il ne se sonde plus
qu'une fois environ toutes les semaines et il passe les
bougies n° 16 et 17. Il lui semble qu'il urine un peu
plus souvent qu'avant l'accident et il est obligé de se

lever deux fois pendant la nuit. Il ne ressent aucune douleur à la miction.

En janvier 1912, il revient à Toulouse, sur notre demande, pour se faire examiner ; il nous dit qu'il urine facilement et qu'il se sonde toujours. Nous passons dans son canal une sonde n° 17.

Comme l'accident s'est produit au cours de son travail, il a été considéré par le tribunal comme atteint d'une incapacité partielle et permanente, qui a été évaluée à 42 %. Il se déclare très satisfait.

OBSERVATION III

Rupture de l'urèthre membraneux par fracture du pubis. — Incision périnéale — Cystostomie sus-pubienne. — Phlébites consécutives. — Embolies pulmonaires. — Guérison. (In thèse Malzac).

D..., roulier, de son état, âgé de 43 ans, est tombé, le 27 décembre 1905, et s'est trouvé pris sous la roue de sa charrette qui est passée sur le côté droit de son bassin. Il en résulte une fracture double des os du bassin, en particulier de la branche ischio-pubienne droite ; cette fracture a entraîné la rupture du canal de l'urèthre dans sa portion membraneuse.

A la suite de cet accident, le blessé a eu une rétention d'urine complète. Appelé auprès de lui, le lendemain matin, j'ai essayé de le sonder sans pouvoir y réussir ;

le canal saignait abondamment et le malade souffrait
beaucoup. Une opération s'imposait d'urgence, le logis
de X..., ne se prêtant pas à une intervention, j'ai cru
devoir le conduire à l'Hôtel-Dieu. Sur ma demande,
l'opération a été faite séance tenante par M. le Professeur Jeannel, aidé par M. le Docteur Dambrin, son
chef de clinique.

Le malade est mis dans la position de la taille, le périnée et les bourses sont rasés avec soin. Après incision
périnéale sur la portion tendue du périnée, dans la région bulbaire, il s'écoule une quantité abondante de
sang, en partie coagulé, et l'on tombe sur un foyer
rempli d'un magma sanguin. Il ne s'écoule pas de liquide ayant les caractères de l'urine ; le foyer est dé-
tergé avec des compresses aseptiques. On pratique ensuite le cathétérisme de l'urèthre par le méat au moyen
d'une sonde en gomme ; on voit apparaître l'extrémité
de la sonde par la plaie périnéale, permettant ainsi de
repérer le bout inférieur de l'urèthre rompu. Cette rupture est complète, il est impossible de trouver le bout
supérieur, M. le Docteur Jeannel se décide alors à faire
une cystostomie sus-pubienne suivie du cathétérisme
rétrogade.

Après toilette soignée de la région sus-pubienne et
de l'abdomen, on fait une cystostomie sus-pubienne
médiane par le procédé classique. La vessi e très distendue remonte à deux travers de doigts au-dessous de
l'ombilic. Après incision de la vessie, il s'écoule une

quantité très abondante d'urine qui jaillit avec force, cette urine est claire et ne contient pas de sang.

Cathétérisme rétrogade de l'urèthre, sur un doigt introduit dans la vessie au niveau du col ; la sonde pénètre assez facilement. On met alors de nouveau le malade dans la position de la taille pour rechercher l'extrémité de la sonde et le bout supérieur de l'urèthre rompu. On l'aperçoit aisément faisant saillie dans la plaie périnéale. L'extrémité d'une sonde de Malecot est alors attachée à l'extrémité de la sonde introduite par la vessie dans le bout postérieur de l'urèthre, puis la sonde de Malecot est ainsi ramenée dans la vessie et pénètreplacée en bonne position au niveau du col. Enfin, l'extrémité libre de la sonde est passée d'arrière en avant, dans la portion antérieure de l'urèthre rompu et vient sortir par le méat. La plaie abdominale est ensuite refermée à l'aide de fils de fer ; la partie inférieure de cette plaie n'est pas suturée et deux drains sont introduits dans l'intérieur de la cavité vésicale. Pansement stérilisé. La plaie périnéale est laissée largement ouverte, on n'a pas cherché à suturer l'urèthre dont les deux bouts contus et déchiquetés sont écartés

Dans les jours qui suivent l'opération, le malade présente un léger ictère, la sonde fonctionne bien et la plaie abdominale est en parfait état.

Dans les premiers jours de janvier, le malade commence àuriner entre le canal et la sonde par la plaie périnéale. Dès le début, on lui a appliqué une bottine

plâtrée, pour agir autant que possible sur la fracture
du bassin, par l'extension continue. L'œdème ecchymotique des bourses diminue peu à peu et la sonde peut
être enlevée le 10 janvier. (T=36,8) le malade urine
par le méat. On essaie alors de faire de la dilatation préventive au moyen de bougies Béniqué, mais sans suc-
cès. A la suite de cette intervention, la température
s'est élevée à 38,5, pour retomber à la normale au bout
de deux jours ; à partir de ce moment, le foyer périnéal s'est mis à suppurer, il a été abandonné à lui-
même, on n'est plus intervenu que pour laver la plaie
et faire un pansement sur cette fistule qui diminuait
peu à peu et a fini par se fermer complètement. Le
membre inférieur droit est resté gonflé et douloureux,
la guérison s'est faite dans les délais ordinaires et, au
bout de trois mois, D..., quittait l'Hôtel-Dieu ; mais il
conservait de son accident deux traces manifestes :
d'une part, un rétrécissement de l'urèthre mebraneux,
qui nécessitera plus tard, probablement, une intervention spéciale ; d'autre part, du gonflement et de la lour-
deur du membre inférieur droit sur lequel on voyait
à ce moment-là, le trajet bleuâtre des veines très mar-
qué. Suivant mon conseil, D..., a gardé chez lui un re-
pos à peu près complet. Plus tard, je l'ai autorisé à
faire quelques pas aux environs de sa maison, car il
avait besoin de sortir et de s'aérer.

OBSERVATION IV

Rupture de l'urèthre périnéo-bulbaire par traumatisme
périnéal. — Tentative de suture, Echec.

Le nommé C... (Baptiste), 42 ans, cultivateur, est
victime le 26 mars 1906 de l'accident suivant :

Le malade, après un bon dîner, s'amusait à descendre
à califourchon sur une rampe d'escalier ; arrivé au
terme de sa course il heurte de son périnée la boule
située au fond de la rampe, il se produit une urétrorragie assez abondante, un médecin appelé quelque
temps après essaye vainement de le sonder.

M. Mériel, qui le vit le lendemain à 8 heures, fit une
prudente tentative de cathétérisme et ne pouvant réussir
à passer la sonde, il fit entrer le malade à l'hôpital le
jour même à 9 heures. On constate à ce moment une
vessie énorme formant une volumineuse tumeur dans
la région hypogastrique et remontant jusqu'à l'ombilic ;
au niveau du périnée, une ecchymose foncée témoi-
gnant d'un épanchement sanguin assez considérable.

L'état général du malade est bon, la douleur qu'il
éprouve est due à un violent besoin d'uriner qu'il ne
peut satisfaire. On voit à peine quelques gouttes d'urine
sanguinolente s'écouler par le méat urinaire. M. Cestan
décide de pratiquer immédiatement l'incision périnéale
du foyer traumatique, d'introduire une sonde à demeure

et de suturer les deux bouts de l'urèthre rompu. Anesthésie par rachistovaïnisation. Injection intra-rachi-
dienne de 1 c. m. cube, c'est-à-dire de 4 centigr. de sto-
vaïne.

Incision périnéale médiane sur le raphé, on tombe
sur un tissu ecchymotique dans lequel il est assez difficile de se repérer. Une sonde passée par le méat dans
le bout antérieur vient ressortir par la plaie et montre
que la rupture siège au niveau du cul-de-sac du bulbe.
La découverte du bout postérieur étant relativement facile, la sonde à bout coupé pénètre dans la vessie, une
grande quantité d'urine claire s'écoule. En examinant
les deux extrémités de l'urèthre sur la sonde au niveau
de la rupture, on voit que la section est nette, circulaire,
ce qui rend la suture moins compliquée, elle est faite au
moyen de points séparés au catgut. Cela fait on suture
les plans sous-jacents par un surjet au catgut et la peau
avec des griffes. Un crin de Florence fixe la sonde à
demeure au prépuce. L'urine s'écoule goutte à goutte et
claire.

Le soir de l'opération, à 5 heures, nous constatons
une température de 39° 5 et le malade est en proie à des
phénomènes méningitiques, pouls 104° et troubles vaso-
moteurs se traduisant par des sueurs profuses sur tout le
corps.

Le 28 mars : l'urine est trouble, le malade se plaint
d'une sensation de cuisson en urinant.

Le 29 mars : la purulence des urines augmente ; douleur au niveau du col de la vessie.

Le 1ᵉʳ avril : les urines laissent un dépôt de 2 centimètres purulent au fond de l'urinal ; lavage de vessie à l'eau bouillie ; puis, dès le 3 avril, lavage quotidien à la solution de nitrate d'argent d'abord à 1/2000, puis à 1/1000. Les urines deviennent plus claires ; la plaie du périnée est presque comblée le 18 avril.

Le 23 avril : on essaie de laisser le malade un jour sans sonde, mais l'urine passe par la plaie périnéale.

Le 24 avril : sonde à demeure de nouveau. La plaie du périnée suppure ; une tuméfaction envahit la partie postérieure des bourses et il s'écoule du pus par un trajet périnéal fistuleux. Les urines sont redevenues très purulentes malgré les lavages au nitrate.

Le 1ᵉʳ mai : incision de la tuméfaction périnéale. Chaque jour, le pus s'écoule abondamment par le périnée et les urines deviennent plus claires dès que l'incision a été faite. L'état s'améliore très lentement et, le 7 *juin*, M. le professeur Cestan incise de nouveau le périnée jusqu'à l'urèthre, de façon à détruire, à ouvrir largement tout trajet fistuleux et à éviter l'éternisation de la suppuration dans une anfractuosité quelconque. Chaque jour, pansement à plat de la plaie : on lave soigneusement la plaie à l'eau bouillie et on bourre avec de la gaze — Beaume du Pérou. — Lavage journalier de la vessie au nitrate d'argent à 1/1000.

Le 18 juin : le malade se plaint de souffrir du col de la vessie. Urines légèrement sanguinolentes.

Le 19 juin : en changeant la sonde à demeure, le bec de la nouvelle sonde est arrêté dans la portion membraneuse par un spasme qui est assez difficile à vaincre.

Le 20 juin : Urotropine en 4 cachets de 0,30. Lavages de la vessie au permanganate à 1/2000. On n'a pas encore commencé la dilatation.

OBSERVATION V
(In thèse Malzac).

Rupture traumatique de l'urèthre périnéo-bulbaire par chute à califorchon, incision périnéale, suture de l'urèthre, guérison.

Le 4 juin 1895, vers quatre heures du soir, étant à la manœuvre, P..., soldat au 16e bataillon d'artillerie à pied, tombe de sa hauteur à califourchon sur une roue du caisson.

Cet homme, qui n'avait pas uriné depuis deux heures environ, éprouve immédiatement un pressant besoin. Il s'aperçoit alors qu'il s'écoule du sang par la verge ; après beaucoup d'efforts, il émet une petite quantité d'urine mélangée de sang ; il n'urinera plus jusqu'à l'intervention.

Le médecin du régiment arrive un moment après l'accident, tente de passer une sonde en gomme, mais elle ne peut pénétrer dans la vessie, le malade ressent une vive douleur au point où elle est arrêtée, l'exploration est aussitôt cessée.

Le blessé passe la nuit à l'infirmerie du Mont-Valérien. Le lendemain, il est transporté à l'hôpital deVersailles où il arrive vers trois heures.

La vessie, très distendue, remonte jusqu'à deux travers de doigt au-dessus de l'ombilic.

L'urétrorragie ne s'est pas arrêtée depuis l'accident ; le sang coule goutte à goutte par la verge.

Le périnée est le siège d'une tuméfaction oblongue occupant la ligne médiane où elle forme un boudin du volume de deux doigts entouré d'une zone ecchymotique.

L'incision périnéale avec sonde à demeure, suivie de la restauration du canal si l'état des tissus le permet, nous paraît indiquée. Elle est pratiquée à cinq heures du soir.

Anesthésie au chloroforme. Le malade est mis dans la position de la taille. Le périnée, rasé et désinfecté, est incisé sur la ligne médiane depuis le scrotum jusqu'à l'anus, la névrose superficielle est intacte ; elle est incisée sur la sonde cannelée ; j'arrive alors dans une cavité remplie de sang coagulé ; un fil passé dans chaque lèvre de la plaie permet de bien écarter les bords de cette cavité. Une irrigation antiseptique la débarrasse des caillots. Trois ligatures à la soie suffisent pour faire l'hémostase.

L'extrémité de la sonde en gomme introduite par le méat fait saillie dans la plaie. Je constate que la déchirure du canal qui siège dans la région bulbeuse n'est pas tout à fait complète ; les deux bouts de l'urèthre, distants de 1 centimètre et demi, sont reliés par une languette de la paroi supérieure qui mesure à peine 1 millimètre de largeur.

Sonde n° 16 à demeure. Suture du canal par quatre fils de soie en évitant de traverser la muqueuse.

Suture par six fils de soie transversaux de la portion musculo-aponévrotique de la plaie ; réunion de peau sans drainage. Pansement iodoformé et opium pour constiper le blessé.

Les suites ont été des plus simples ; pas de douleurs, pas d'élévation de la température. Les sutures sont enlevées le 13, la plaie est entièrement réunie, le périnée souple ; suppression de la sonde à demeure.

Depuis lors, le malade urine aussi bien qu'avant l'accident. Il a été sondé trois fois, une bougie n° 22 de la filière Charrière passe très facilement.

OBSERVATIONS

D'URÉTRORRHAPHIE SANS SONDE A DEMEURE, MAIS AVEC

DÉRIVATION TEMPORAIRE DES URINES

(3 cas de Heitz-Boyer), d'après l'article de Lenormant
dans la Presse Médicale du 24 février 1912.

« Le premier cas concerne une rupture par coup de
pied sur le périnée, accompagnée d'uretrorragie et de
rétention ; à l'opération, on constate que la rupture
est incomplète et qu'il persiste un pont supérieur in-
tact ; la suture bout à bout ayant été exécutée comme
d'habitude, on découvre l'urèthre, plus en arrière,
par une incision transversale pré-anale, on l'incise et
on y introduit une sonde n° 17. Cette sonde fut enlevée le dixième jour et, quatre jours plus tard, la
fistule périnéale était fermée. Six mois après l'opération, sans que le malade eut jamais été dilaté, le périnée est souple, sans la moindre induration et l'urèthre
reçoit sans difficulté les Béniqués 50, 52 et 53.

Le second malade s'était rompu l'urèthre dans une
chute à califourchon ; il avait une urétrorragie et une
tuméfaction périnéale, mais pas de rétention ; la rupture était incomplète et étroite ; après résection les
tissus contusionnés dans une étendue de 15 à 20 mil-
limètres, on fit l'urétrorrhapie, puis l'uréthrostomie sur
le bout postérieur dans la portion bulbaire (sonde n°

17). Cinq mois plus tard, l'urèthre admet facilement les Béniqués 48, 50 et 52, et cependant le malade n'avait jamais été dilaté.

Dans le dernier cas l'urèthre avait été rompu par le passage d'une roue de voiture ; la rupture était complète ou presque, les tissus profondément contusionnés ; il y avait de l'uréthrorragie, on fit la dérivation pas cystostomie. La sonde vésicale fut laissée en place jusqu'au quinzième jour, puis on l'enleva et la fistule se ferma en huit jours, sous un pansement au leucoplaste. Quarante jours après l'intervention, au moment où le malade quittait l'hôpital, la plaie périnéale était presque entièrement cicatrisée et bien que l'on n'eut pas fait le sondage depuis quatre semaines, on passait facilement les Béniqués 54, 58 et 60 ».

CONCLUSIONS

———

Les conclusions, qui nous paraissent se dégager de notre travail, peuvent être formulées anisi :

1) Le cathétérisme dans les ruptures de l'urèthre est dangereux et infructueux le plus souvent. La sonde à demeure, d'ailleurs, serait insuffisante comme moyen unique de traitement : elle n'évite pas, en effet, l'infiltration d'urine et les accidents, qui lui sont consécutifs.

2) Il faut faire d'emblée l'incision périnéale de manière à assurer un large drainage du foyer contus.

3) L'uréthrotomie externe, suivie de la mise à demeure d'une sonde, semble le seul traitement possible dans les ruptures graves de l'urèthre avec infection et surtout contusion des parties molles, en particulier dans les ruptures consécutives aux fractures du bassin.

4) Dans les ruptures incomplètes, lorsque les tissus ne sont que peu contus et ne présentent pas d'infection, il faut tenter la suture immédiate des parois uréthrales et des parties molles du périnée.

Dans ces cas, il vaut mieux ne pas placer de sonde à demeure. Afin d'éviter l'infiltration d'urine, on doit pratiquer la dérivation temporaire soit par une cystostomie soit par une uréthrostomie de l'urèthre membraneux, suivant la méthode de Cabot, renouvelée par Heitz-Boyer.

5) Si l'on ne se sert pas de la technique précédente (suture avec dérivation temporaire des urines) il faudra s'adresse rau procédé de Leguen, Pasteau et Iselin, c'est-à-dire à l'abouchement des deux bouts de l'urèthre à la peau du périnée avec autoplastie cutanée consécutive.

BIBLIOGRAPHIE

BAZY. — A propos de la rupture de l'urèthe membraneux, Tribune médicale de Paris, 1903, 2ᵉ S., p. 456.

BOURLANGE. — Des ruptures de l'urèthre dans les fractures du bassin. Thèse de Lyon, 1894.

BLONDEL. — Rupture de l'urèthre ; rétrécissements ; électrolyse circulaire. Annales de la Société médico-chirurgicale de Liège, 1905, t. X, 300-309.

CHAPUT. — Société de chirurgie de Paris, 21 mai 1902. Rupture de l'urèthre membraneux.

DESVIGNES. — Etude critique du traitement de la rupture traumatique de l'urèthre périnéo-bulbaire, (Thèse Paris 1911).

ESCAT. — Associat. urologie franç. Rupt. traumatique urèt. spongieux, 1899.

FORGUE. — Découverte du bout postérieur de l'urèthre dans l'uréthrotomie externe sans conducteur. Presse médicale, Paris 1903.

GILLES. — Contribution à l'étude des ruptures de la portion péno-scrotale de l'urèthre. Thèse de Toulouse, 1900.

HEITZ-BOYER. — Réparation de l'urèthre par suture bout à bout avec dérivation immédiate et temporaire de l'urine par urétrostomie. XIV° Congrès de l'Association française d'Urologie. Paris 1910.

HINTERTOISSER. — Traitement des ruptures de l'urèthre. XXXVII° Congrès allemand de Chirurgie. Berlin, avril 1908.

HOGGE. — Annales génito-urinaires, 1905, p. 1727. Rupture de l'urèthre par faux pas du coït.

LEYNEN. — Rupture de l'urèthre périnéal. Société de chirurgie, 17 octobre 1906.

LEGUEU. — Traitement des ruptures de l'urèthre. Société de chirurgie, 22 novembre 1911.

MARION. — Réparation de l'urèthre par suture bout à bout avec dérivation immédiate et temporaire des urines par urétrostomie. CXIV° Congrès de l'Association française d'Urologie, Paris 1910.

MARTIGNY. — Un cas de rupture de l'urèthre pendant le coït. Revue médic. de Montréal, 1902, VI, 201.

MALZACH. — Etude clinique sur les ruptures de l'urèthre. Thèse de Toulouse 1906.

MOLLA (Rafaël. — Rotura traumatica completa de la uretra. Intervention quirurgica. Rev. valen. de Cienc. medic., 1902, IV, 193-197.

NOGUÈS. — Rupture de l'urèthre. Thèse de Paris, 1891.

PASTEAU et ISELIN. — Annales des maladies des organes génito-urinaires, 1900.

PELS-LEURDEN. — Du traitement des ruptures de l'urèthre. XXXVII° Congrès allemand de Chirurgie, Berlin, 1908.

POUSSON. — Sur un cas de rupture de l'urèthre membraneux. Gaz. hebdom. des Sciences médicales de Bordeaux. Octobre 1905.

REBOUL (de Nîmes). — Rupture et déchirure de l'urèthre prostatique par fracture du pubis. Annales mal. org. urin, 1904.

RECLUS. — Traitement des ruptures traumatiques de l'urèthre. Journal des praticiens, 3 mars 1900, n° 9.

RICHE. — Contribution à l'étude des ruptures de l'urèthre membraneux. Société de chirurgie de Paris, 1903, page 1056.

ROCHET. — Traitement des ruptures de l'urèthre. Société de chirurgie de Lyon, 1905.

VLACCOS. — Contribution à l'étude des ruptures de l'urèthre mâle, surtout au point de vue de leur traitement. Revue de chirurgie, 1903 (10 juillet). Annales des mel. org. gén.-urin., 1904, p. 631.

WALTER. — Rupture traumatique de l'urètre. Société de chirurgie, 1901.

ZADOK. — Thèse de Paris, 1901. De la suture des parois uréthrales sans suture des parties molles et de la peau.

TABLE DES MATIÈRES

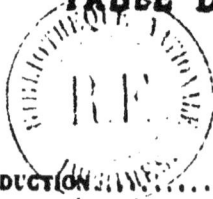

Toulouse. — Ch. DIRION, libraire-éditeur, rue de Metz, 22.

www.ingramcontent.com/pod-product-compliance
Lightning Source LLC
Chambersburg PA
CBHW071752240925
PP17089400001B/29